OBSERVATIONS

SOMMAIRES

PRÉSENTÉES A L'ASSEMBLÉE

NATIONALE,

SUR

L'ÉCOLE VÉTÉRINAIRE

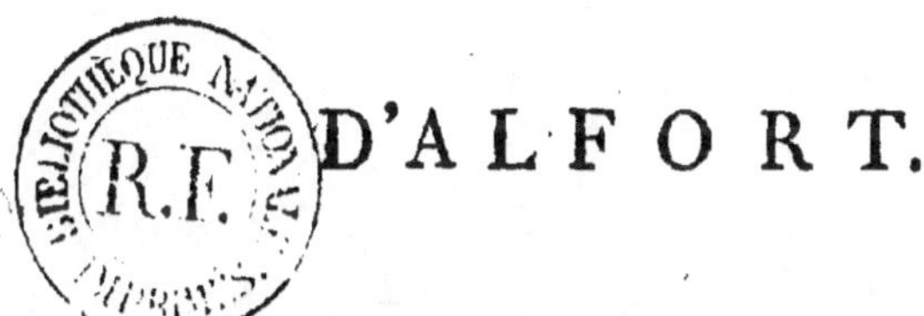 D'ALFORT.

————

A PARIS,

DE L'IMPRIMERIE DE P. FR. DIDOT LE JEUNE.

1790.

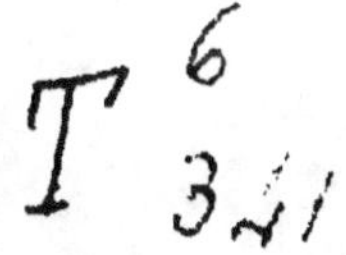

OBSERVATIONS

SUR

L'ÉCOLE VÉTÉRINAIRE

D'ALFORT.

Dans un siècle où les progrès de la raison et de la méthode, assuraient l'avancement rapide des sciences, on devait nécessairement en déterminer l'importance respective, apercevoir celles qu'on laissait dans l'oubli, et reconnaître en même temps le degré d'utilité dont elles pouvaient être, ainsi que les voies les plus propres à leur faire atteindre ce but : c'est à ce concours favorable de circonstances que la science vétérinaire doit la juste appréciation des avantages qu'elle devait procurer, et que les Ecoles vétérinaires qui en sont le berceau, ont dû l'organisation qui est la plus propre à assurer l'instruction des sujets qui viennent y puiser des lumières, ainsi qu'à favoriser la perfection de la science à laquelle ces écoles sont consacrées.

En créant ces établissemens, on a eu pour objet de former des hommes qui se destinassent entièrement au traitement des maladies des bestiaux et des autres animaux domestiques : dès-lors il a fallu établir une instruction à la portée de ceux qui s'y consacrent par état, et qui paraissent éloignés par leur éducation des conditions qui les disposeraient à l'étude d'un art qui, relativement à l'impossibilité dans laquelle dés animaux muets sont de s'exprimer et d'indiquer le siége de leurs maux et des douleurs qu'ils éprouvent, devient une sorte de divination, et qui d'ailleurs comprend des vérités dont les élémens sont souvent très-compliqués.

Des Leçons.

On a dans ce dessein, composé des cahiers élémentaires où sont exprimés avec précision, clarté et simplicité, les principes qui composent la science vétérinaire, et que les élèves devront avoir toujours présens à l'esprit dans le cours de l'exercice de l'art dont ils viennent s'instruire dans les écoles.

Les premières leçons sur la matière qu'ils étudient, consistent dans l'explication du texte, et dans la démonstration des choses sensibles qu'il a pour objet de faire connaître. Le professeur

met en usage toutes les voies possibles, sur-
tout celles qui parlent aux yeux, pour faci-
liter aux élèves l'intelligence de ce qu'ils
étudient.

La même matière est l'objet de nouvelles
leçons; les élèves répètent par cœur le texte
qui a été le sujet d'un examen ; et on s'as-
sure, par les questions qu'on leur fait, s'ils
le comprennent, et s'ils se rappellent tout ce
qu'on leur a dit précédemment.

Enfin les dernières leçons sont employées
aux répétitions de tout le cours, et à répondre
aux questions que font les élèves pour obtenir
les éclaircissemens dont ils ont encore besoin.

Suivant cette méthode, la matière qui fait
le sujet du cours est donc reprise trois fois
par le professeur, et il y revient chaque fois
autant que cela est nécessaire, pour que les
élèves en soient parfaitement instruits.

On voit par cet exposé, que les démonstrations ne consistent point dans des discours plus
ou moins étudiés, tels que ceux qu'on travaille
avec soin, pour sa propre gloire plutôt que
pour l'instruction des étudians qui sont à former, et qui, débités une seule fois avec éclat,
composent tout l'enseignement.

Pour assurer le succès de ces leçons, l'Ecole
réunit toutes les voies de démonstration qu'il

est possible d'imaginer : pièces fraîches d'anatomie, pièces sèches, injections, parties naturelles moulées, dessins, modèles des banda-
ges, des instrumens, jardin botanique, tout
y est rassemblé ; les élèves ont ces objets
constamment sous les yeux, et ils leur sont
tous expliqués dans les différens cours auxquels
ils ont rapport. De plus, pour les exercer dans
la connaissance extérieure des animaux, on
les mène au marché aux chevaux et aux foires
de bestiaux qui ont lieu aux environs eParis.

La forme d'instruction dont nous venons de
rendre compte, est certainement la seule qui
soit propre à procurer de véritables lumières
à la classe d'hommes pour qui elle est des-
tinée, et peut-être pourrait-on dire avec raison
qu'elle est la seule bonne dans tous les cas.
Cependant elle a trouvé des détracteurs, et on
a reproché qu'on exigeât des élèves le *par-
cœur* auquel on les astreint.

Sans nous attacher à examiner ce que l'in-
térêt particulier, la prévention ou la mauvaise
foi plus dangereuse encore, ont de part dans
cette critique, nous observerons pour la combattre, que la méthode dont il s'agit a obtenu
l'approbation des hommes les plus éclairés, et
qui ont consacré toute leur vie à l'enseignement. Feu M. *Pibrac*, chirurgien célèbre,

MM. *Louis* et *la Faye*, et d'autres savans dont l'impartialité est connue, ont souvent dit qu'il seroit à desirer qu'on employât cette méthode d'instruction dans les Ecoles de chirurgie, et même dans les autres sciences qui ont pour base l'observation et l'expérience ; et qu'en la suivant, on aurait certainement un beaucoup plus grand nombre de sujets véritablement instruits. De plus, s'il est vrai que les connaissances humaines ne se composent que de vérités et de moyens qui les démontrent, ne faut-il pas, pour savoir les premières, en conserver le sens littéral ? et les concevoir, n'est-ce pas en posséder la démonstration ? On remplit donc ce double but, en confiant à la mémoire tout ce qui est vérité, et laissant à la conception tout ce qui n'en est que l'explication.

Des Examens.

Les élèves reconnus instruits dans la partie sur laquelle ils ont été ainsi exercés, les professeurs de l'Ecole se rassemblent pour reconnaître leur capacité, par l'examen qu'ils font de chacun d'eux en présence de tous leurs confrères ; et ceux reconnus suffisamment instruits, passent à d'autres études. Les administrateurs particuliers, chargés des écoles par le ministre dans le département duquel sont ces établissemens , assistent le plus souvent à ces examens.

A la naissance des Ecoles vétérinaires , ils se faisaient tous en présence d'un grand nombre de personnes qu'y amenaient la nouveauté de l'institution et la manière inusitée jusqu'alors d'exercer des étudians ; mais les examens publics dont il s'agit , n'ayant plus besoin dans la suite de réunir un aussi grand nombre de spectateurs , on a pris le parti que l'on vient de faire connaître pour tous les cours préparatoires à celui de pratique.

Ce dernier cours est toujours public : il est le complément de tous les autres ; et comme on ne peut posséder les différentes parties dont il est l'objet sans être parfaitement instruit de celles qui composent les cours qui le précèdent , y satisfaire , donner des preuves de capacité dans ce dernier examen , c'est convaincre des succès qu'on a eus dans tous les autres. L'on doit observer ici , que dans ce cours les élèves répondent par sens aux questions qui leur sont faites , et qu'ils joignent aux détails de la théorie , l'exercice de la pratique.

Le ministre assiste ordinairement à ce concours. Des médecins et des chirurgiens distingués s'y rendent toujours ; et les élèves sortis des écoles , qui ont obtenu des prix d'émulation, et qui, établis dans la capitale ou dans ses environs, se livrent à la pratique de la médecine vétérinaire, sont les *juges* qui après les épreuves auxquelles ils ont soumis les élèves, prononcent définitivement sur leur capacité. Au surplus, ces épreuves s'étendent indistinctement sur toutes les parties de l'art.

De l'ordre des Cours.

LES élèves constamment sous les yeux des maîtres, ayant l'avantage d'être toujours dirigés par eux, et ne jouissant pas, comme une infinité d'autres étudians, de la liberté de passer, à leur gré, de la démonstration d'une partie qu'ils entendent à peine, à la démonstration d'une autre partie séparée de celle-ci, par un intervalle que trois années d'application ne leur permettraient pas de franchir, parviendront infailliblement au but par cette voie méthodique, tandis que les autres n'auront acquis tout au plus que des notions infidèles et confuses auxquelles une ignorance profonde serait préférable, parce que la pleine persuasion de notre insuffisance nous rend toujours timides, et que le demi-savoir dans l'art de guérir est communément accompagné d'une audace qui n'est et ne peut être que meurtrière.

D'après ces principes , on instruit d'abord les élèves dans la connaissance extérieure des animaux, et de tout ce qui est l'objet de leur habitude ou de leur destination.

Cette étude conduit naturellement à celle de leur structure intérieure , et des lois de leur organisation ; ce qui fait l'objet de plusieurs cours qui se suivent dans l'ordre qui résulte de la liaison qui existe naturellement entre eux.

A ces cours succèdent ceux qui ont pour objet la connaissance des lois du régime , des médicamens et de leurs effets , des maladies, de leurs symptômes , de leur marche , enfin des moyens de les guérir , tels que les remèdes , les opérations , les principes diététiques , etc.

Outre ces cours qui se succèdent dans l'ordre que nous venons d'indiquer, il en est plusieurs autres dont l'étude peut se faire dans tous les temps, sans nuire à la liaison qui existe entre eux , et dont plusieurs exigent d'ailleurs une longue triture pour parvenir à les posséder complètement. Ces cours peuvent donc être appris par les élèves, pendant qu'ils se livrent à l'étude des autres ; ils sont même une sorte de délassement, et ils s'en occupent dans tous les temps. Tel est l'art de la forge et de la ferrure, l'étude de la botanique, le manuel de pharmacie, la pratique des pansemens, etc.

Régime des Ecoles.

POUR assurer le succès d'une marche si favorable aux progrès des sujets qui se destinent à l'étude de la médecine vétérinaire, il importait de les fixer au lieu de leur instruction, de les assujettir à un régime propre à concourir à ce but efficacement, de la manière la plus simple et la moins dispendieuse.

C'est à quoi on est parvenu en les tenant rassemblés dans l'établissement, en réglant les heures de travail et des repas, en les obligeant, pour leur avantage, à vivre en commun, et en les chargeant de surveiller eux-mêmes leurs dépenses (1) ; en les obligeant de porter un uniforme, qui consiste en un habillement complet de drap bleu de roi : non-seulement ils portent cet habit pendant leur séjour à l'Ecole, mais encore dans

---

(1) Nous croyons devoir joindre ici quelques détails sur cet objet.

Les élèves se nourrissent eux-mêmes. Le premier de chaque mois, ils nomment à la pluralité des voix

les provinces où ils se retirent pour exercer leur art.

---

deux d'entre eux qui sont chargés de faire les achats des substances qu'ils consomment, et de veiller à leur emploi ; le mois fini, ils arrêtent leur compte ; ils paient le cuisinier, l'aide-de-cuisine, le garde-malade, le chirurgien, et les substances médicinales dont ils ont besoin. Ces dépenses sont toutes en commun, et sont prises sur la somme qui leur est accordée pour leur entretien. On joint ici la feuille imprimée qui donnera une idée de sa distribution.

L'Ecole a fourni sur les fonds qui lui sont assignés, tous les ustensiles de cuisine, les lits, draps, matelas, couvertures et traversins ; tous ces objets sont, depuis ce temps, à la charge et au compte des élèves.

Leur entretien et le remplacement des fournitures dont il s'agit, pouvant, dans certaines circonstances, être d'un prix au dessus des retenues dont les sommes qui leur sont accordées pour chaque mois sont susceptibles, on a ménagé une masse sur laquelle sont prises ces dépenses extraordinaires. Cette masse est formée des amendes de ceux qui ont manqué à la discipline, des sommes que les élèves ne consomment pas pendant qu'ils sont dans leur pays par congé, des frais de leurs maladies qui sont payés par les personnes chargées de leur entretien, et qui ont été fixées à 20 sous par jour.

L'état de cette masse est inscrit sur deux registres, dont l'un reste entre les mains du régisseur, et l'autre

On a aussi atteint le même but en astrei-
gnant les élèves, pour leur propre instruction,
à faire en commun et à tour de rôle, plusieurs services qui y ont trait : c'est ainsi qu'on
place, pour une semaine, plusieurs d'entre
eux dans les *hopitaux* pour y veiller les animaux malades, leur administrer les remèdes
qui leur conviennent, faire les pansemens et
les suivre, pour tout ce qui est relatif au régime diététique, etc. Ils suivent tous ces objets
d'instruction sous les ordres des professeurs.
On en fait de même *aux forges*, pour que tous
les élèves s'exercent à la fabrication des fers
et à la ferrure, et s'entretiennent ou se forment
dans la pratique de cette partie de l'art. Ils
passent aussi alternativement à la *pharmacie*,
pour y préparer les médicamens.

Ces occupations relatives au service public,
ont lieu, indépendamment des travaux qui
sont l'objet des cours, et auxquels se livrent
tous les élèves qui les suivent, comme les
dissections (1), les *opérations chirurgicales*,

---

entre celles des élèves qui sont chargés des dépenses
de la cuisine et du décompte, et qui portent ce re-
gistre au directeur pour être arrêté à la fin de chaque
mois.

(1) La saison de l'hiver est particulièrement des-
tinée aux leçons de pratique d'anatomie ; l'on sa-

les cours de *ferrure* , et de *la préparation des remèdes*.

Au surplus , tous ces exercices sont fixés par des réglemens particuliers.

L'ordre des choses que nous venons de décrire a aussi pour objet important d'assurer l'application des sommes qui sont accordées à chaque élève par les provinces ou par leurs parens, pour leur entretien , à leur véritable destination ; et on sent ce que deviendraient des fonds abandonnés à des jeunes gens , s'ils étaient à leur disposition.

La réunion constante des élèves contribue encore à leur avancement commun ; elle entretient l'émulation : les succès rapides des uns excitent ceux qui sont les plus tardifs ; les discussions qui s'élèvent fréquemment sur les différentes parties de leur art , conduisent toujours aux éclaircissemens nécessaires : les

----

crifie tous les ans à l'instruction , environ deux cents chevaux hors de service ; c'est sur le corps même de ces animaux que se font les démonstrations aux élèves, et qu'ils exécutent eux-mêmes , en présence des professeurs , toutes les opérations qu'ils doivent faire par la suite. En un mot , leur instruction devient par là , non pas une science purement théorique , mais une véritable connaissance donnée par la pratique.

plus instruits d'entre eux, et les professeurs, en cas d'incertitude, sont toujours pris pour juges. Cet avancement a encore été excité jusqu'ici par les prix accordés à la fin de chaque cours, et donnés lors de l'examen dont nous avons parlé : ces prix consistent en une trousse d'instrumens chirurgicaux à leur usage.

Un autre objet de l'ambition des élèves, et qui tient au régime dont il s'agit, c'est de se rendre dignes d'être envoyés pour traiter les épizooties pour lesquelles on réclame des secours des différentes provinces. La préférence est toujours accordée à ceux qui donnent en même temps des preuves de capacité et de conduite ; c'est aussi de se rendre dignes par leurs talens, leurs mœurs, leur zèle pour leur état, soit dans son exercice, soit dans ses progrès, de l'obtention de la médaille consacrée depuis la création des écoles, et qui est accordée au cours de pratique au plus capable sous ces divers rapports. Les élèves qui reçoivent cette marque de distinction, la portent à la boutonnière de leur habit.

On observe encore, que le régime que nous examinons, est suivi dans toutes les Ecoles vétérinaires fondées chez les étrangers. Celles de France leur ont servi d'ailleurs en tout de

modèle, et elles leur ont fourni tous les professeurs. Il faut ajouter aussi qu'on a établi
dans l'hôpital de la Charité de Grenoble, une
école de chirurgie humaine, dans le même
esprit, à l'effet de fournir la province de ces
artistes ; et on peut dire, parce qu'il serait facile de le démontrer, que cette manière d'instruire est certainement la meilleure de toutes.

Situation des Ecoles.

LES motifs qui ont dirigé l'institution des
Ecoles, dans les parties que nous venons
d'examiner, ont également concouru à en déterminer la situation.

Eloigner des habitations, le théâtre toujours dégoûtant et nuisible des dissections, et
le mettre dans un lieu où un air pur, et dont
rien n'arrête le cours, en rendre les exhalaisons
moins malfaisantes à ceux qui s'y livrent ;
écarter des lieux où la contagion est à crain-
dre, les maladies qui, telles que la morve, le
farcin, le charbon, le claveau, la rage, etc.
peuvent la répandre, et avoir à cet effet un
local assez étendu pour isoler, à une grande
distance des écuries saines, les places destinées
à recevoir les animaux atteints de ces maladies contagieuses, ont dû déterminer à

placer

placer les Ecoles vétérinaires à une certaine distance des villes (1).

Sous ces rapports importans , l'Ecole d'Alfort est aussi favorablement située qu'elle peut l'être.

Cette position réunit d'autres avantages considérables.

Les élèves moins distraits de leurs travaux, qu'ils ne le seraient placés dans les villes, par la foule d'objets de dissipation qu'elles rassemblent, et qui les entraîneraient inévitablement, demeurent plus attachés à leurs occupations. Ecartés du spectacle des mœurs dissolues qui pourraient les entraîner , ils ont infiniment moins d'occasions de se corrompre.

Par l'effet de cet éloignement , on les garantit des inconvéniens qui résulteraient pour quelques-uns d'eux, des suites d'une ardeur inconsidérée, qui les porterait à suivre sans choix, et souvent sans moyens d'en profiter, les différens cours de la capitale. En divaguant ainsi, ils perdraient un tems précieux, et de-

---

(1) On ne doit pas négliger d'observer ici, qu'en transportant l'Ecole d'Alfort à Paris , ce serait augmenter dans cette ville les causes mal-faisantes de mauvais air , qu'elle ne renferme déja qu'en trop grand nombre, et qu'une police sage et éclairée doit éviter avec soin de multiplier.

B

viendraient des demi-savans plus dangereux cent fois, que des hommes sans instruction. Les fonds que les Départemens auraient faits pour leur entretien , demeureraient dès-lors en pure perte.

De plus, la position où ils sont , n'est-elle pas des plus favorables à leurs progrès, sous tous les autres rapports? Ils sont au milieu des campagnes , qu'ils doivent habiter ou visiter toute leur vie ; ils ont constamment sous les yeux les prairies qu'ils doivent connaître , les plantes médicinales dont ils feront journellement usage, les animaux de toute espèce, à la conservation desquels ils se destinent et qu'ils étudient : ils ont d'ailleurs dans tous les tems un assez grand nombre de malades sous les yeux , pour acquérir de l'expérience et une bonne pratique.

Peut-on , avec quelque raison , reprocher aux Ecoles vétérinaires de ne pas réunir assez de moyens pratiques d'instruction ? Les hôpitaux ne rassemblent-ils pas de quarante à soixante malades dans les années ordinaires; et dans ces derniers momens même , n'y en a-t-il pas eu au delà de trente ? le fait est facile à vérifier , et il suffit pour cela d'ouvrir les registres. De plus, il y a toujours à l'Ecole, un assez grand nombre de chiens malades.

Joignez à cela les animaux qu'on amène en consultation ; les élèves qu'on envoie journellement dans les environs, pour y traiter des vaches, des chevaux, des ânes, etc. ; ceux de ces animaux qu'ils traitent eux-mêmes, lorsque les maux dont ils sont atteints ne présentent qu'une marche simple ; les consultations écrites qu'on adresse à l'Ecole de toutes les parties de l'Europe ; enfin, les épizooties que vont traiter les élèves, et dont ils recueillent les détails.

En voilà sans doute bien au delà de ce que peuvent saisir et digérer, si on ose s'exprimer ainsi, de jeunes étudians. Le recueil des matériaux qui résultent de toutes ces voies d'expérience, forme déja une masse d'observations suffisante pour servir de fondement à la science vétérinaire.

On en appelle aux hommes éclairés : c'est la manière de voir qui fait l'expérience, et qui y ajoute, et non pas la vue rapide d'une multitude d'objets, auxquels l'examen ne peut suffire. Van-Swieten ne suivait que trois malades à la fois ; Hippocrate offre en cela le précepte et l'exemple.

De plus, l'emplacement de l'Ecole, tel qu'il est, réunit de grands avantages : et c'est pour avoir profité des facilités que procure sa position , que dans le cours des années précedentes , on a étudié les *boucs* et les *chèvres d'Angora* , les *lama* , les *vigognes* , animaux dont l'acquisition serait infiniment précieuse pour la France. On y a assez suivi ces animaux pour être certain qu'ils s'y acclimateraient et s'y perpétueraient. Il n'est pas douteux que leur multiplication ne devînt pour nous une nouvelle source de richesses.

On objecte que l'Ecole étant située à Paris, les élèves pourraient être placés chez les maréchaux, et les garçons-maréchaux en suivre les cours. Pour répondre à cette objection et la détruire, il suffit de faire observer que les hommes dont il s'agit, forcés de se livrer aux travaux pénibles de la forge , depuis quatre heures du matin jusqu'à sept heures du soir, tous les jours de la semaine, et le dimanche dans la matinée , sont dans l'impossibilité de donner aucun tems à l'étude , et d'assister aux leçons ; pour s'en assurer , il suffit de consulter les maréchaux qui les emploient.

On peut appuyer ces raisons de l'exemple de ce qui se passe à Lyon : l'Ecole vétérinaire de cette ville est située au milieu du faubourg de la Guillotière , qui réunit un très-grand nombre de maréchaux , parce que c'est là que s'arrêtent tous les rouliers , les voituriers de

L'Italie, de la Provence, du Languedoc et de l'Espagne, et que ce concours les occupe amplement ; cependant aucun des garçons qui travaillent dans leurs ateliers, ne se présente à l'Ecole pour en suivre les leçons.

Il résulte de ces observations, qu'à tous égards l'Ecole vétérinaire d'Alfort est aussi heureusement située qu'elle peut l'être par rapport à sa destination, et qu'on l'expose à l'anéantir, en la changeant de place.

Progrès de l'Art.

Les connaissances humaines se perfectionnent lentement ; et pour s'en convaincre, il suffit d'ouvrir au hasard l'histoire du monde. Celles de ces connaissances qui consistent dans l'étude des choses naturelles, quelles qu'elles soient, sont celles en qui les progrès sont moins sensibles, spécialement lorsqu'à l'observation qu'elles exigent, il faut joindre l'interprétation des phénomènes que nous manifestent les choses qui en sont l'objet. Tel est l'art de guérir en général, et sur-tout la médecine vétérinaire qui s'occupe d'êtres animés, mais muets, et, ce qui est plus cruel encore, qui sont environnés de témoins ignorans et le plus souvent infidèles. D'après ces considérations importantes, on ne devra donc pas s'étonner si ceux qui s'occupent des arts de cette espèce , n'ajoutent pas dans le cours de leur vie une suite de longs travaux au petit nombre de faits qui composaient la science, au moment où ils l'ont prise ; c'est aussi ce dont on convient , lorsqu'on veut rendre justice aux hommes qui s'en sont occupés. Mais on n'en agit ainsi généralement à leur égard, que lorsqu'ils ne sont plus ; et jusques-là, quelque pénible que soit leur tâche , elle est encore trop faible , et quelque grand que soit le service qu'ils ont rendu , il est à peine quelque chose !

Quelque justes que soient ces considérations , et quelque légitime que serait l'excuse qu'elles pourraient fournir , il est certain que les matériaux qu'ont produit et que possèdent les Ecoles vétérinaires , et sur-tout celle d'Alfort , annoncent et l'expérience qu'elles ont acquise , et les progrès rapides qu'elles ont fait faire à l'art.

Des méthodes d'enseignement bien ordonnées ; des ouvrages élémentaires simples et précis, livrés au public ; vingt volumes in-quarto manuscrits, composés d'observations de toute espèce, qu'on se dispose à publier ; des maladies énoncées sous leur véritable caractère, et les traitemens qui leur convien-

nent, établis d'après le raisonnement et l'expérience, une foule d'opérations chirurgicales, de machines inventées, de pièces de
démonstrations de toutes sortes, qui forment
une collection précieuse, la seule qui soit en
France, et dont on peut prouver l'utilité de
sa composition dans toutes ses parties ; enfin
une expérience de près de trente ans dans
l'enseignement et dans la pratique de l'art ;
plus de mille élèves répandus dans les provinces, dans la capitale, dans les régimens
de cavalerie, dont les habitans et les corps
publient les succès ; les chefs de toutes les
Ecoles vétérinaires des pays étrangers for-
més dans celles de France, sont les preuves
qu'elles ont à donner des efforts de tous les
professeurs et directeurs de ces établissemens ;
et l'art comparé actuellement à ce qu'il était
lors de sa création, atteste le degré d'avancement où il est parvenu.

Il reste une observation à faire : peut-on
supposer que les Ecoles vétérinaires auraient
été conservées sous l'administration précé-
dente, et auraient résisté aux ministres nom-
breux et opposés les uns aux autres, de partis,
de systêmes et d'intérêts, qui se sont succédés
depuis la création de ces établissemens, si
chacun d'eux n'avait eu de fortes preuves de

leur utilité et des travaux de ceux qui les diri-
geaient? n'y auraient-ils pas fait des change-
mens? et n'est-il pas certain que ceux qui ont
tenté d'en opérer, ont risqué d'anéantir cette
institution qui n'existerait plus, si on n'avait
pas remis tout dans le premier ordre?

OBSERVATIONS

IMPORTANTES.

LES directeurs de l'Ecole d'Alfort ont été
choisis par différens ministres, pour la visite
des régimens de cavalerie dont les chevaux
étaient atteints de maladies contagieuses, et
pour d'autres opérations vétérinaires importantes. Le directeur principal a été chargé
de reconnaître les lieux propres à recevoir
les régimens, ceux où ils pourraient se re-
monter, etc. etc.

L'Ecole est dans une correspondance suivie
avec tous les élèves qui en sont sortis; et les
départemens, les municipalités et le public
la consultent, ou demandent ses secours dans
toutes les circonstances qui menacent la vie
des bestiaux, soit en général, soit en particulier.

Dans le premier cas, c'est-à-dire, lors des

épizooties , on va au secours des animaux
malades , 1°. par des consultations : lorsqu'il
y a des vétérinaires sortis des écoles , établis
sur les lieux , ceux - ci les suivent , et les
moyens suffisent alors ; 2°. par l'envoi des
élèves qui sont à l'école , et qu'on choisit parmi
ceux qui , comme on l'a vu , se livrent à la pratique avec succès. Ils partent munis d'instructions relatives à la maladie régnante , ainsi
que de médicamens qu'ils ne pourraient se
procurer que difficilement sur les lieux : ces
élèves entretiennent avec le chef des écoles
qui les envoie , une correspondance suivie ,
relative à leur mission.

L'école fait les avances des frais de route
pour ces élèves. Ces frais sont remboursés ,
pour l'ordinaire , par les provinces ou par les
municipalités qui ont sollicité les secours.

Elles dédommagent aussi les élèves de
toutes les dépenses qu'ils sont obligés de faire
pour leur nourriture ; et comme ces artistes
vivent le plus souvent chez les particuliers ,
ces frais se réduisent le plus souvent à ceux
de voyage.

Au reste , dans ce service ou dans tel autre ,
tant que les élèves sont à l'école , ils ne doivent
recevoir aucun salaire , et ils n'en retirent
réellement aucun. Cette conduite a pour

(26)

principe qu'ils sont censés travailler pour leur instruction.

Au surplus, les chefs des écoles leur donnent en cela l'exemple : *opérations*, *traitemens*, *consultations*, *démarches* même, ils font tout *gratis*, parce qu'ils sont payés par l'état.

Nous terminons ici ces observations, dans lesquelles nous ne nous sommes proposés que de donner un aperçu rapide des Ecoles vétérinaires. Leur développement entraînerait dans des détails trop étendus pour espérer qu'on en suivît l'exposé ; d'ailleurs, ils n'ajouteraient rien à l'évidence des bases dont ils sont une conséquence, et ils se supposent aisément. Dans le cas néanmoins où ce que nous avons dit laisserait des incertitudes ou serait obscur, l'assemblée nationale trouvera, dans ceux qui ont l'honneur de lui présenter ce mémoire, le plus vif empressement à lui procurer tous les éclaircissemens qu'elle pourrait desirer ; mais ils croient devoir ajouter que pour se former une idée exacte de cet établissement, il faut nécessairement le voir.

Pour faire connoître les services que l'Ecole rend directement aux provinces, nous joignons ici l'état des épizooties qu'elle a traitées dans le courant de cette année seulement.

Il seroit trop long de rappeler les differens secours que les campagnes ont retirés de l'École d'alfort dans le cours des années précédentes.

ÉTAT
DES ÉPIZOOTIES

TRAITÉES EN 1790,

PAR LES ELÈVES DE L'ECOLE
D'ALFORT.

ÉTAT

Des Épizooties qui ont régné pendant les huit premiers mois de l'année 1790, et pour le Traitement desquelles l'École Vétérinaire d'Alfort a envoyé des Élèves ou des Instructions.

L'ENSEMBLE de ce travail a été présenté aux Comités d'Agriculture et de Commerce.

Nº. Iᵉʳ. LE 25 janvier, MM. les Députés composant la commission intermédiaire de l'Isle-de-France, demandèrent un élève pour arrêter les progrès d'une épizootie qui régnait sur les bêtes à cornes de la paroisse d'Avrolles, près Saint-Florentin. Le sieur Roudier a été envoyé sur les lieux ; il y est arrivé le 2 février, époque à laquelle la maladie qui était la *péripneumonie*, avait détruit trente animaux ; l'élève en a perdu neuf, et en a sauvé soixante dix-sept.

Nº. II. Cet élève a aussi arrêté les progrès de la *pourriture*, qui affectait un troupeau de moutons dans le même lieu.

Nº. III. Le 29 Janvier, MM. les Députés composant la commission intermédiaire du Nivernais, consultèrent sur une épizootie qui régnait sur les bêtes à cornes, les bêtes à laine et les cochons. Cette maladie a été envisagée, par l'Ecole vétérinaire, comme *essentiellement vermineuse*. L'instruction qu'elle a envoyée a eu tous les succès possibles.

Nº. IV. Le 31 janvier, MM. de la Coudrelle et d'Antecourt consultèrent sur une épizootie qui régnait sur les chevaux de la compagnie de Luxembourg à Amiens. Les consultations de l'Ecole vétérinaire, et les soins du sieur Doublet, maréchal-expert de cette compagnie des gardes-du-corps, et élève de l'Ecole, ont arrêté les progrès de cette maladie, qui était une *fièvre putride*.

Nº. V. Le 6 février, le sieur Aymard, élève de l'Ecole vétérinaire établi à Riom en Auvergne, consulta pour une épizootie qui affectait les bêtes à cornes de cette ville et des environs. Cette maladie était une *fièvre ardente*. L'élève a sauvé 182 bœufs; il n'en a perdu que quatre.

Nº. VI. Le 8 février, le sieur Barrier, artiste vétérinaire à Chartres , consulta sur une épizootie qui régnait sur les moutons. On a envoyé une instruction qui a arrêté les progrès du mal. Cette maladie était *la pourriture.*

N°. VII. Le 4 mars , M. Telles-D'acosta demanda des secours pour combattre une espèce de paralysie qui affectait ses vaches. Cette maladie était le *lumbago* , que deux élèves envoyés ont combattu avec succès.

N°. VIII. Le 15 mars , le sieur Chrydelose , maître maréchal à Néronde en Berry , consulta sur une maladie qui affectait les veaux d'un an. Ces animaux périssaient au bout de neuf à dix jours. Cette maladie était *l'hydropisie.* On a envoyé une instruction dont on attend le résultat.

N°. IX. Le 28 mars , le sieur Lecœur , artiste vétérinaire à Melun , consulta pour une maladie qui faisait avorter les vaches de la paroisse de Boissise-Labertaut. On a envoyé une instruction dont on attend le résultat.

N°. X. Le 3 avril , le sieur Longuet l'aîné , élève de l'Ecole vétérinaire , a été envoyé à Bruyères chez M. Bercher , pour arrêter les progrès de la *morve* qui régnait sur les chevaux de ce fermier. Cet élève a détruit cette maladie.

N°. XI. Le 18 mars , MM. les Députés composant la commission intermédiaire de l'Isle-de-France, demandèrent qu'on envoyât sur-le-champ un élève dans le département de Tonnerre , pour arrêter les progrès d'une épizootie qui étendait ses ravages sur tous les bestiaux. Le sieur Ignard , élève de l'Ecole vétérinaire, a été chargé de traiter cette maladie. Quarante - trois vaches étaient déjà mortes , l'élève en a sauvé soixante - sept : trois seulement sont mortes pendant le traitement.

N°. XII. Le 20 mars , M. Desandrouin de Marquise consulta pour la maladie du *fourchet* , dont étaient attaqués les moutons de cet endroit et des environs. On a envoyé une consultation dont on attend les résultats.

N°. XIII. Le 7 avril , M. Pomier de Trapville , près Caen , demanda à M. le contrôleur général les secours de l'Ecole vétérinaire pour arrêter les progrès de la maladie du *claveau* qui affectait les troupeaux de moutons de cet endroit et des environs. Le sieur Sellé , élève de cette école , et M. de Chaumontel ,

aussi

aussi élève, ont arrêté les progrès de cette maladie, dont trente-sept bêtes étoient mortes avant l'arrivée des artistes : cent cinquante-cinq ont été guéries ; onze sont mortes pendans le traitement.

N°. XIV. M. Dilon , maître de Poste à Nemours , demanda les secours de l'Ecole vétérinaire , le 1er. mai , pour arrêter les progrès de la *morve*, qui depuis long-temps détruisait ses chevaux. Le sieur Jacquinot, élève militaire de cette école , a été chargé de traiter cette maladie. Il en a découvert la cause, il y a remédié , et les effets ont cessé promptement.

N°. XV. Le 8 mai, le sieur Arnal, élève de l'Ecole vétérinaire , établi à Meyrnies près Nîmes , consulta pour une épizootie qui détruisait les cochons. On a envoyé une consultation , et on en attend le résultat.

N°. XVI. Le 26 mai , M. Rabourdin, fermier à Fleury , près Montlhery , demanda un élève pour traiter ses chevaux qui étaient atteints de la maladie qu'on nomme en cet endroit *la poujotte*, et qui est le *charbon*. Le sieur Lecuyer y a été envoyé , et il a mis fin à la maladie.

N°. XVII. Le 26 mai, le sieur Charrier, maître maréchal à Houdan, manda qu'il règnait une épizootie sur les chevaux et les bêtes à cornes ; que cette maladie était au-dessus de ses connaissances et de celles de ses confrères, et demanda en conséquence qu'on lui envoyât son fils et un autre élève très-instruit, pour mettre fin à cette maladie. Les sieurs Clémencet et Charrier y ont été envoyés : on attend le résultat de leurs travaux.

N°. XVIII. Le 12 juin, M. le contrôleur général donna ordre à l'Ecole vétérinaire de faire partir sur-le-champ deux élèves pour arrêter les progrès d'une épizootie qui faisait les plus grands ravages dans le pays dépendant du ressort de la municipalité de Loisy-sur-Marne près Vitry-le-Français. Les sieurs Boutin et Beauclain y ont été envoyés, et ont fait cesser cette maladie qui était *charbonneuse*, et qui affectait les chevaux, les bêtes à cornes et les oies.

N°. XIX. Le 15 juin, M. de Chanorier consulta sur une maladie dont était affecté le troupeau de moutons de M. Ganay. Cette maladie était *la pourriture*. On a envoyé une consultation dont on attend le résultat.

N°. XX. Le 9 juillet, MM. les Députés composant la commission intermédiaire du Nivernais, consultèrent l'Ecole vétérinaire sur une épizootie qui désolait les paroisses de Lutenay, d'Azy-le-Vif et de Cougny. Cette maladie était le *charbon*. On a envoyé une instruction dont on attend les résultats.

N°. XXI. Le 15 juillet, le sieur Deschamps cadet, élève de l'Ecole vétérinaire établi à Evreux, consulta sur une épizootie qui régnait sur les vaches. Cette maladie était la *fièvre charbonneuse*. On a envoyé une instruction dont on attend le résultat.

N°. XXII. Le 17 juillet, Mde. Dufray à Irreville, consulta sur une maladie qui faisait périr ses vaches. Cette maladie était une *fièvre ardente*, pour la guérison de laquelle on a envoyé une instruction dont on attend le résultat,

N°. XXIII. Le 17 juillet, M. Quainay demanda une instruction pour arrêter les progrès d'une épizootie qui affectait les chevaux, les bêtes à cornes et les cochons des environs de Beauvoir, Décize et Villeneuve-la-Ferté. Cette maladie étant la même que celle pour laquelle, MM. composant la Commission intermédiaire de Nevers, avaient demandé une consultation ; la même a été envoyée à M. Quainay. (Voyez le N°. XX).

N°. XXIV. Le 22 juillet, M. Armand de la Rochefoucault consulta pour une maladie dont ses vaches suisses étaient affectées. Cette maladie était une *météorisation*. On a envoyé une consultation, et on en attend le résultat.

N°. XXV. Le 7 août, le sieur Porte, artiste vétérinaire à Saint-Armand sous Mont-Roux en Berry, rendit compte d'une maladie qui faisait périr une quantité considérable de cochons, dans les bois des environs de Saint-Armand. Cette maladie était le *charbon*. 72 animaux étaient morts avant que l'élève en entreprît le traitement ; il en a guéri 803 et n'en a perdu que 18.

N°. XXVI. Le 8 août, M. le contrôleur-général donna ordre d'envoyer sur-le-champ quatre élèves à Mayenne, pour arrêter les progrès d'une épizootie qui fait les plus grands ravages dans cet endroit et dans les environs. Les sieurs Boutin, Chambe, le Brun et Gervaisot, ont été chargés de traiter cette maladie qui est *charbonneuse*.

N°. XXVII. Le 13 août, M. de Chanorier

demanda une instruction pour un de ses amis qui perdait tous ses veaux depuis environ cinq ans. Cette maladie était une *diarrhée vermineuse*. On a envoyé un plan de traitement.

N°. XXVIII. Le 26 août, le sieur Mancel, artiste vétérinaire à Lisieux, instruit que la maladie du *clou* règne sur les vaches de son endroit, rend compte du traitement et demande l'avis de ses maîtres. On en attend le résultat.

N°. XXIX. Le 27 août, le sieur Faget, artiste vétérinaire au Port Sainte-Marie, demanda une instruction pour prévenir les effets d'une maladie qui régnait sur les bêtes à cornes des Landes de Bordeaux, et qui a fait périr tous les animaux qui en ont été attaqués. L'Ecole a satisfait à cette demande.

N°. XXX. M. Huzard, artiste vétérinaire à Paris, est presque continuellement occupé de la maladie qui affecte les vaches laitières de la Capitale et des environs. Il a remis à la Municipalité et à l'Ecole vétérinaire un mémoire sur cette maladie.

www.ingramcontent.com/pod-product-compliance
Lightning Source LLC
Chambersburg PA
CBHW071257130726
47998CB00003B/1233